LEYMERIE,

MÉDECIN EN CHEF

DE L'HOSPICE DU SUD,

A LA

COMMISSION ADMINISTRATIVE

DES HÔPITAUX CIVILS DE PARIS.

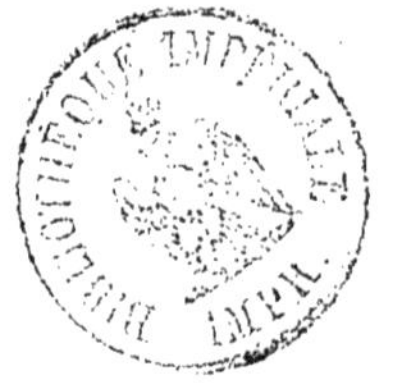

A PARIS,

Chez l'Auteur, rue de la Harpe, n°. 132.

Et chez les marchands de nouveautés.

1797, l'an 5 de la République française.

LEYMERIE,

MÉDECIN DE L'HOSPICE DU SUD,

A la Commission Administrative des Hôpitaux Civils de Paris.

IL m'est parvenu une lettre en date du 14 Floréal, signée *Lecamus*, *Thouret*, *Soreau*, et *Anson*, ainsi conçue :

« Il vient de nous être rendu compte, » citoyen, d'une contravention de votre part » à notre arrêté du 22 Germinal dernier, » qui vous a été communiqué, et relatif à la » sortie des malades admis dans les hospices. » Il est fâcheux que nous soyons obligés de » vous en rappeler les dispositions. Cet » arrêté porte qu'aucun malade ne pourra » sortir de l'hospice pendant le cours de sa » maladie, qu'après en avoir obtenu la » permission de l'Econome ; que cette per- » mission ne sera accordée que dans le cas » d'une nécessité indispensable et bien cons- » tatée, soit par les malades eux-mêmes,

» soit par leurs parens ou gens d'affaires ;
» que l'Econome n'accordera en outre la
» permission que dans le cas où l'officier
» de santé ne s'y opposeroit pas.

» Vous avez dû reconnoître dans cet
» arrêté que l'intention de l'administration
» n'étoit pas de donner aux officiers de santé
» le droit d'accorder les permissions de sortir
» que demandent quelquefois les malades ;
» que ce droit étoit au contraire confié à
» l'Econome de l'hospice, qui, lors de la
» demande d'une permission, doit seule-
» ment s'assurer, par une déclaration écrite
» de l'officier de santé, si l'état de la mala-
» die ne s'oppose point à la sortie du
» malade.

» D'après cela nous avons lieu d'être sur-
» pris de la conduite que vous avez tenue
» récemment envers l'Econome de l'hospice
» auquel vous êtes attaché, à l'occasion de
» la citoyenne Rigeasse. Il paroît que le
» séjour de cette citoyenne à l'hospice, où
» elle est déjà depuis neuf mois et demi, et
» d'où elle sort tous les jours pour y ren-
» trer le soir, se prolonge d'une manière
» abusive ; nous saurons bientôt y apporter
» remède.

» Mais pourrions-nous savoir quel motif, » quel intérêt si puissant vous portent à violer » en faveur de cette citoyenne, les réglemens » établis, et à commander si impérieusement » à l'Econome de la laisser sortir. S'il étoit » vrai que vos ordres réitérés, que nous » avons sous les yeux, n'eussent d'autres » objets que la santé de la citoyenne Ri- » geasse, nous aurions encore à nous éton- » ner du peu d'usage que vous lui faites » faire des promenoirs si bien aërés de l'hos- » pice ; mais il faut que ses sorties journa- » lières ayent un tout autre motif, puis- » qu'elle déclare elle-même les avoir » employées, pendant deux mois, à rendre » des services à quelques personnes de la » maison.

» En attendant que vous vous expliquiez » franchement sur ce point, citoyen, nous » vous invitons à ne jamais oublier les dis- » positions de l'arrêté que nous venons de » vous rappeler, à avoir plus d'égard pour » le chef de la maison, et sur-tout à ne plus, » à l'avenir, donner des ordres semblables » à ceux qui occasionnent aujourd'hui ses » plaintes.

» Salut et fraternité. »

Je vais répondre *franchement* et très-franchement comme vous le desirez, non pas sur l'un des points de votre lettre, mais sur tous les articles. Cela ne sera pas bien embarassant, comme il paroît que vous vous l'êtes imaginé.

Il est fâcheux que vous me mettiez dans le cas de vous dire que vous compromettez la dignité de l'Administration que vous représentez, en prenant aussi légèrement des arrêtés sur les rapports, souvent mensongers et presque toujours inexacts, qui vous sont faits par des économes ignorans ou pervers, contre des officiers de santé que leur éducation devroit garantir des vexations de l'impéritie ; comme si la prudence des médecins, et même leur intérêt personnel, n'étoient pas plus que suffisants pour prévenir et arrêter les abus que pourroient occasionner les permissions qu'on donne quelquefois aux malades pour sortir quelques instans ! Je vais plus loin : en supposant l'utilité d'une mesure dans le genre de celle dont il s'agit, celle que vous proposez n'atteint le but qu'en donnant naissance à des abus plus graves que ceux que vous croyez réprimer. Puisque les économes qui vous ont surpris cet arrêté du 22 Germinal, ne l'ont évidemment fait que pour avoir des occasions plus fréquentes de vexer les officiers de santé, ceux-ci à leur tour refuseront à l'économe le consentement qu'il doit leur demander, sur-tout lorsqu'ils s'appercevront que la sortie l'intéresse comme cela arrive quelquefois *et vice versa.* Dès-lors que vous reconnoissez vous-mêmes des cas où il est indispensable d'accorder ces permissions avec l'attache des officiers de santé, il étoit plus naturel de leur en abandonner le droit, en les invitant à en user sobrement, si vous l'aviez crû nécessaire. Mais les abus qui auroient pu en résulter auroient infailliblement attiré leur circonspection, et il étoit inutile de les obliger à perdre leur tems à faire des écritures et à parlementer, tantôt avec l'économe, tantôt avec les malades, sur des objets qui doivent être terminés en une minute. Vous ne deviez pas connoître de ces sortes de détails. En cela votre arrêté n'annonce que des vues étroites.

Mais tout absurde, que soit cet arrêté, il est faux que j'y sois contrevenu, et ma profession de foi en principe, est qu'on doit exécuter une loi rendue, lors même qu'elle est mauvaise ; votre arrêté étant pour moi une loi, il étoit juste que je m'y soumisse provisoirement, ou au moins si des cas particuliers et non prévus nécessitoient une licence, ou une légère infraction dans la lettre, en en conservant l'esprit, je n'en remplissois que mieux vos intentions.

C'est précisément ce que j'ai fait ; c'est ce que vous n'avez pas voulu sentir. Il étoit pour vous si doux de trouver enfin une occasion, que dis-je, un prétexte d'écrire au moins une lettre désagréable à ce *Leymerie*, puisque d'éternelles intrigues n'ont pu le déplacer !

Vous dites *que je commande impérieusement à l'Econome*, et *que vous avez sous vos yeux mes ordres réitérés* ; et moi aussi j'ai dans ce moment sous les yeux les prétendus *ordres réitérés* ; je soutiens, ou que vous ne les avez pas lus, ou qu'il ne vous a pas plu de les comprendre, car je ne puis m'imaginer que vous n'entendiez pas le français. Ces ordres sont au nombre de quatre. Ce sont de pures ordonnances de médecin données, de convention faite à l'amiable avec l'économe, à la citoyenne *Rigeasse* pour des raisons, dont à la rigueur je ne vous dois aucun compte ; mes opinions médicales étant une propriété inviolable ; mais je les détaillerai tout-à-l'heure, parce que le public, que je prends pour juge, décidera sans partialité s'il vous convenoit de m'écrire ainsi sans m'avoir entendu, si vous n'outre-passez pas les limites de vos pouvoirs, et si vous n'en usez pas dans un sens contraire à l'esprit de la constitution républicaine.

Ces prétendus ordres n'étoient donc que des ordonnances de médecin, données à la malade, et non pas à l'Econome, comme vous le supposez si gratuitement ; et pour que cet économe, qui a l'esprit si faux, ne puisse prétendre et crier sans cesse qu'on oublie qu'il est l'*Econome de la maison*, que si l'on ne suit pas vos délibérations, qu'il exécute toujours en sens inverse du principe, il ira le *dire à l'Administration*, dont à toute minute il nous menace ; j'ai délivré toutes mes ordonnances à la citoyenne *Rigeasse*, parlant à sa personne et non à d'autres, avec cette formule, *en se conformant à l'arrêté de la Commission des hôpi-*

taux civils qui veut que la permission de sortir soit donnée par l'Econome. Une seule ordonnance ne porte pas cette formule, mais c'est parce que c'étoit chose convenue avec l'Econome, qui refusa, après que je fus parti, la permission, que d'après mon raisonnement il avoit promise, comme étant fondée sur la justice, par la raison, disoit-il, que cela portoit atteinte à sa *puissance économale.*

Or, comment se peut-il que je sois contrevenu à votre arrêté, par mes *ordres impérieux*, quand je déclare qu'ils n'ont de valeur qu'autant que la personne, au profit de qui ils sont souscrits, se conformera à ce même arrêté?

Vous êtes ici *surpris*, là *étonnés du séjour prolongé d'une manière abusive*, dites-vous, *de la citoyenne Rigeasse qui est à l'hospice depuis neuf mois et demi, et dont elle sort tous les jours pour y rentrer le soir; nous saurons bientôt y apporter remède. Mais pourrions-nous savoir quel motif, quel intérêt si puissant vous portent à violer, en faveur de cette citoyenne, les réglemens établis, s'il étoit vrai que vos ordres réitérés, n'eussent d'autres objets que la santé de la citoyenne Rigeasse, nous aurions encore à nous étonner du peu d'usage que vous lui faites faire des promenoirs si bien aérés de l'hospice.*

Dans tout ceci, il n'y a, je crois, d'étonnant que le droit que vous vous arrogez de régler l'art du médecin sans connoissance de cause, si je pouvois croire qu'une semblable question me fut faite par le citoyen *Thouret* l'un de vous, ce que je suis loin de penser, votre lettre étant trop niaise pour qu'il y ait participé, je le renverrais pour toute réponse à l'aphorhisme 428 de Maxim. *Stoll*, où ce judicieux auteur indique, comme remède contre les maladies qui dépendent du systême nerveux, la colère, la joie, la contention d'esprit, la musique, etc.

Mais quand je parle de joie, de permission de sortir, de musique employées comme remède aux maladies des indigens, je sens hélas! que j'excite encore votre courroux contre moi. Les protecteurs d'auteurs, d'écrits anonymes dans lesquels on me qualifie de scélérat, qui traite les pauvres comme jadis ont traitoit les riches, ne peuvent décemment souffrir dans un hospice, un médecin qui égaye ses malades, et dont les soins aussi assidus que si c'étoit pour *des riches*, lui ont mérité la confiance générale. Eh bien, citoyens Administrateurs, dussiez-vous mourir de dépit, toujours je consolerai les indigens, toujours je les égayerai. Un peu de cette courtoisie, que votre collègue *Lecamus* et son cher ami *Carron* employent si heureusement contre les vapeurs de notre *Surveillante*, ne peut pas nuire à mes malades. J'observe néanmoins pour les progrès de l'art de guérir, que s'il se trouve quelques anomalies dans le cours des effets du remède, cela vient de ce que mes deux rivaux administrent les leurs tête-à-tête, savoir le chirurgien *Carron* au lever du soleil; et son ami *Lecamus* au clair de la lune. Mes recettes sont au contraire distribuées publiquement et sans mystère. Les permissions que j'ai données à la citoyenne Rigeasse, n'en avoient pas davantage, j'en atteste tous les habitans de l'hospice, malades ou autres. Ils diront que jamais on n'a observé plus religieusement l'égalité que je l'ai fait, et que je ne connois de privilège ni de préférence pour qui que ce soit.

C'est ici le cas de placer l'histoire de la maladie de la citoyenne Rigeasse, qui vous fait jeter d'aussi haut cris, et des motifs de ma conduite à son égard.

Cette jeune personne antécédemment rachitiquue, restée avec une poitrine un peu contrefaite, et l'épaule droite plus élevée que celle du côté opposé; fut transportée l'été dernier de la commune de Montreuil à l'hospice du Sud. Les extrémités inférieures étoient paralysées par suite d'une douleur aigue, et considérable dans un point de la colone épinière, qui est occupé par les vertèbres dorsales. L'une d'elles, et sur-tout son épine considérablement gonflée, étoit le principal siège de la douleur, tout faisoit craindre l'affreuse maladie, connue sous le nom de *Spina ventosa*, épine venteuse, qui, comme on le sait, est toujours mortelle lorsqu'elle est située à la colone épinière. Les symptômes qui accompagnoient cette maladie, étoient une singulière contention d'esprit; la malade ne parloit que peu où point du tout. Elle ne prenoit aucune nourriture, étoit triste et mélancholique. La grande quantité de rachitiques que j'ai vu saisis de divers symptômes très-allarmans et très-variés, le succès que j'ai toujours obtenu de ma méthode curative, déterminèrent mon ordre de traitement pour la citoyenne Rigeasse. Selon mon usage, je l'observai beaucoup avant d'employer aucune drogue. Lorsque j'eus bien saisi la cause de sa maladie, je me servis de ces moyens héroïques et d'un succès assuré, que je porte toujours avec moi. Ils consistent, permettez que je vous le répète, citoyens Commissaires, dans une grande dose de gaîté, et un intérêt très-vif que je prends pour tous les malades de l'hospice, malgré que ce ne soit pas *des riches*. Je double encore mes assiduités en faveur de ceux que la nature a privés de ses perfections; ce moyen, joint à quelques auxiliaires médicamenteux, a à-peu-près ramené le calme et dissipé les souffrances de la citoyenne Rigeasse.

peu à

Pendant sa convalescence, elle fut saisie de l'épidémie qui régnoit alors, ce qui enleva les restes des symptômes de la maladie précédente; cette dernière maladie dura six semaines, après lesquelles survint l'heureuse révolution qui assure la santé des femmes; alors la citoyenne Rigeasse, de triste et mélancholique qu'elle avoit été, devint gaie; elle prit de la vivacité dans le caractère, les extrémités inférieures qui étoient paralisées se rétablirent complètement ; mais le retour périodique du mois suivant ne fut pas satisfaisant ; les douleurs du dos reparurent. C'étoit aux approches du printemps. Je craignis une récidive, et je me proposois d'appliquer le moxa, si la dissipation, l'exercice et un vésicatoire qu'elle a encore ne me réussissoient pas. Dans cet intervalle l'économe eut avec elle, comme avec tout le monde, quelques tracasseries ; d'un autre côté la Surveillante eut aussi quelques sujets de mécontentement qui vinrent de ce que la citoyenne Rigeasse refusa obstinément de faire conduire son traitement par le citoyen Carron, en faveur duquel cette Surveillante lui faisoit les plus vives sollicitations, en lui assurant qu'elle ne guériroit jamais entre mes mains. Je fus instruit de toutes ces misérables intrigues, que je feignis ne pas connoître comme beaucoup d'autres de ce genre. Tantôt l'Econome me demandoit son renvoi sous divers prétextes, tous plus ridicules les uns que les autres ; tantôt il vouloit qu'elle n'eut pas la permission de sortir. Bref, sans m'embarrasser si la citoyenne *Rigeasse* avoit ou non blessé le sot orgueil de notre économe, j'ai suivi le traitement, que je lui croyois d'autant plus nécessaire, que le succès chaque jour justifioit ma conduite. Je ne suis pas du tout la cause si des maladies qui dépendent du vice de conformation des individus, sont plus longues à guérir que les autres. Il n'y a qu'un ignorant ou un malveillant qui puisse suspecter, blâmer ou restreindre, ainsi que vous le faites, la conduite d'un médecin qui tire un parti avantageux du moral affecté de ses malades pour les soulager, sur-tout lorsqu'il rend aux bonnes mœurs l'hommage qui leur est dû. La citoyenne Rigeasse n'est pas la seule affectée de vices de conformations, à qui les irrégularités de la circulation des liquides contenus dans les tubes capillaires, ait causé des accidens graves desquels j'ai triomphé, lorsque tous les autres gens de l'art avoient échoués. Mes succès éclatans m'ont attiré une confiance générale. Il étoit juste que l'ignorance, la jalousie et l'avarice me persécutassent tour-à-tour, et que ce fut désormais sous vos auspices, en ma qualité de votre *subordonné*. Jusqu'à présent leurs efforts se sont brisés contre ma conduite que tout le monde voit, et que chacun

chacun atteste avec empressement. Aussi votre surveillante, celle dont des protections puissantes ne permettent pas qu'on dise qu'elle soustrait à son profit le vin des malades, a bien voulu se charger d'aller chez les parens de jeunes personnes qui ont été malades, pour leur insinuer les plus vives alarmes sur la pudeur de leurs filles, et leur recommander de ne plus à l'avenir les envoyer à l'hospice! On a écrit des lettres anonymes aux parens ou époux de celles auprès de qui l'éloignement s'opposoit aux démarches, ces horribles tentatives ne lui ont pas davantage réussi. Elle a pris le parti, pour en finir, d'essayer de subjuguer par la frayeur les malades, en leur disant que j'étois un *jacobin*, par qui ils ne devoient pas se laisser traiter, parce que je les *empoisonnerois*; qu'il falloit absolument se faire traiter par monsieur *Carron*. C'est ainsi qu'elle va exorciser chaque nouvel entrant, mais son cher *Carron* n'en gagne pas une *pratique* de plus, tout au contraire. Deux ou trois personnes cependant, simples et crédules, se sont laissées prendre à ces perfides insinuations. L'une d'elle m'a demandé sa sortie brusquement, malgré qu'elle fut dans une triste situation. L'autre est une infirmière qu'on a reléguée dans un petit coin très-mal propre, d'un grenier de l'hospice, pour la faire traiter, à mon insçu par monsieur *Carron*, d'une fièvre putride qui lui est survenue : et puis ce chirurgien s'adressera à vous pour se plaindre qu'on lui prend ses malades ; vous l'accueillerez comme de raison. Ce qui le prouve, c'est que l'Économe, à qui j'ai observé que cela étoit irrégulier, et que c'étoit ainsi qu'on attisoit le feu de la discorde, m'a répondu *que telles étoient les intentions de l'Administration, qu'il avoit consultée sur ce point.* Donc, non seulement vous autorisez le désordre, mais encore vous le recommandez suivant l'économe.

« Mais il faut que ses sorties ayent un » tout autre motif, puisqu'elle déclare elle » même les avoir employées pendant deux » mois à rendre des services à quelques » personnes de la maison. »

Je ne suis nullement initié dans l'art des intrigues. Je ne devine pas non plus les énigmes. Vous qui êtes connoisseurs, à ce qu'il paroît, citoyens Commissaires, expliquez vous *franchement*, et je vous répondrai. Mais pourrois-*je savoir quel motif, quel intérêt si puissant* vous portent à me citer pour exemple de séjour abusif dans l'hospice la cioyenne Rigeasse, qu'une maladie intéressante à l'art de guérir y a retenue, tandis que vous ne dites rien de Marie-Anne-Elisabeth *Ouvrié*, et autres, que l'Économe retient à l'hospice pendant six mois, malgré que je lui aye signifié que je n'avois aucun traitement à leur faire subir ? Est-ce parce que M. l'Économe les protège ? Ce même Économe maltraite chaque jour une malheureuse septuagénaire, nommée Meunier, créancière de la république d'une rente de 600 l. qu'elle ne touche pas, et continuellement tourmentée de douleurs de goutte, qui souvent affectent la poitrine par l'effervescence de ses paroxismes. Il donne pour raison que cette citoyenne n'a pas la protection de l'Administration, et qu'en conséquence elle doit s'apprêter à s'en aller bientôt.

Je crois que la commission des hôpitaux n'a nullement le droit de protéger qui que ce soit ; que les seules protections admissibles pour entrer aux hospices, sont *l'indigence et les souffrances*. Cela posé, les officiers de santé étant seuls compétens pour juger des maladies, à eux seuls est dévolu le droit de prononcer sur ces sortes d'objets. La commission n'a qu'une puissance purement administrative. Elle doit se taire jusqu'à démonstration d'abus légalement constaté.

Nous saurons bientôt y apporter remède. Quel remède, je vous prie, apporterez vous aux catharres, aux asthmes, dont l'opiniâtreté est subordonnée à la constitution de l'atmosphère ?

Oh ! je vous en convie, citoyens Commissaires, tout aussitôt que vous aurez trouvé ce remède, faites m'en passer la recette, je vous en témoignerai toute ma gratitude, et je dirai par tout que vous êtes d'habiles gens; ce que dans ce moment je ne puis faire en mon ame et conscience, le fait n'étant pas constant.

Mais pourrais-je savoir *quel motif, quel intérêt si puissant* vous portent à garder le silence sur ma lettre, en date du 13 Germinal dernier, qui intéresse si fortement le service, quand vous vous dépêchez tant à m'écrire une lettre impertinente, parce que vous craignez que je n'aye ramassé une bluette échappée du foyer de vos pouvoirs ?

Seroit-ce parce qu'il s'agissoit d'objets sérieux qui tiennent essentiellement à celle des parties administratives, qui est la plus utile aux indigens ; comme l'insigne malpropreté qu'on trouve dans tous les coins de l'hospice, dont l'agréable position seroit faite pour le rendre le modèle des maisons de secours. Les rançonnemens et les véxations qu'on a exercées et tolérées envers les malades, à un point tel qu'il leur en coûtoit plus cher que s'ils se fussent traités chez eux ; rançonnements qui ont eu lieu après qu'il n'a plus été possible de leur enlever leur vin ? (1) Est-ce parce que je possède entre mes mains une grande quantité de pièces à charges, tant contre le chirurgien, que contre la surveillante et l'économe, que vous n'avez pas voulu prendre la plume pour me faire une réponse ?

Mais pourrois-je savoir *quel motif, quel intérêt si puissant vous portent* à violer les loix de la raison et de l'humanité, en refu-

---

(1) C'est auprès des parens, des personnes qui m'ont fait ces déclarations par écrit, que la surveillante est allée pour leur donner les inquiétudes dont j'ai parlé, touchant la pudeur de leurs filles.

sant encore de répondre à la note que je vous ai envoyés sur le refus que fait le chirurgien *Carron* d'appliquer le moxa, sous le prétexte que, pour le souffler, il n'a pas d'*oxigêne* qu'il ne connoît pas, dont il lui seroit impossible de diriger l'emploi, et parce qu'il sait que vous n'avez pas fourni ce qu'on vous a demandé pour le préparer. C'est ici le véritable cas de parler du séjour abusif des malades à l'hospice. C'est lorsque je manque de médicamens, ou de moyens pour en préparer, que je suis forcé de garder les malades jusqu'à ce que vous ayez donné le nécessaire. Par exemple, la malade sur laquelle je viens d'être contraint d'appliquer moi-même le moxa, est depuis long-tems à l'hospice à cause des difficultés que m'a opposées chaque jour le chirurgien sur l'application du moyen dont je viens de parler. Les catharres se sont prolongés *d'une manière abusive* pour l'Administration, et dangéreuse pour les malades, parce que les *exutoires* que l'expérience nous a démontrés être si avantageux dans ces affections de la poitrine, sont mal entretenus; d'un côté le chirurgien, qui n'a aucune connoissance de la manière dont on fait marcher un vésicatoire, ne permet pas qu'on le fasse pour lui, parce que cela blesseroit son amour-propre; de l'autre non seulement on nous a refusé les pommades que pour cet effet j'ai demandées, mais encore les matériaux propres à les fabriquer, comme les cantharides porphirisées. Celles que nous avons reçues sont pulvérisées par la forme, *comme pour des pauvres*.

Mais pourrois-je savoir *quel motif, quel intérêt si puissant vous portent* à ajourner la demande que je vous ai faite, par mon apostille à la pétition du premier élève, de donner à l'hospice un chirurgien qui y fut à demeure, pour apporter, pendant la nuit, et en attendant qu'on ait fait avertir les chefs, les secours que nécessitent des accidens imprévus et de toutes espèces? Ma demande étoit néanmoins fondée sur ce que plusieurs fois les accidens que je cite étoient arrivés, surtout pendant la nuit, sans que les malades ayent été secourus avant mon arrivée, qui a souvent été tardive, en raison de ce que je ne me trouvois pas chez moi. Votre ajournement seroit-il motivé sur ce que la demande a été faite par moi ? Ou bien est-ce parce que je vous fournissois l'occasion de remplir à-la-fois deux vues d'humanité, que vous n'avez pas voulu faire droit à une proposition rigoureusement indispensable pour l'exactitude du service ? Ou bien est-ce parce que le citoyen *Allard*, premier élève de l'hospice, jeune homme plein de dispositions, capable, dans ce moment, de remplir les fonctions d'aide-major (1), de suppléer le chirurgien que, ni son âge, ni son talent ne permettent plus de diriger l'instrument dans des cas difficiles, est dans la plus affreuse détresse, qu'il ne peut nourrir ni sa femme ni l'enfant qu'elle allaite; qu'enfin le découragement qui s'empare de lui, parce qu'on ne lui paye ni ses appointemens, ni quelques petites rentes qu'il a sur la République, le met dans le cas de perdre tout le fruit des bonnes

(1) Qu'il me soit permis d'observer que le citoyen Allard, en faveur duquel je réclame la justice qu'on ne lui rend pas, ne professe pas mes opinions politiques. Mais je prie de croire que je ne fais cette déclaration que pour ôter à la commission toute excuse de sa conduite envers moi.

études qu'il a faites, que vous avez refusé de lui donner un logement vacant dans la maison, et qui ne sert qu'aux menus plaisir de l'Économe ? c'est le logement d'ami de *Monsieur le chef de la maison !*

Mais pourrois-je savoir *quel motif*, *quel intérêt si puissant* vous ont porté à perdre votre tems à prendre une délibération, de laquelle je n'ai eu aucune connoissance officielle, en faveur du citoyen *Amel*, à qui vous avez conféré provisoirement la place de second élève, qui appartient au citoyen Bouffier, sans qu'aucun talent, ni aucune aptitude pour en acquérir puisse justifier votre choix ? Est-ce parce que c'est un *incroyable*, une *petite paole vête*, insolent autant qu'il est ignorant, rudoyant les malades et les gens de service, parlant à tout le monde avec un ton beaucoup trop *impérieux* par exemple, et ne s'occupant nullement de son affaire ?

Le pouvoir administratif dont vous êtes revêtus, ne peut, en aucun cas, vous donner le droit de commettre des injustices. Songez que vous êtes aussi subordonnés à d'autres pouvoirs fort au-dessus des vôtres; c'est à tort que vous vous êtes prêtés à l'égard du citoyen *Amel*, à une intrigue du chirurgien Carron, dont l'objet est de supplanter le citoyen Bouffier, que vous savez être allé, de notre avis, le cit. Caron et moi, dans son pays natal, pour s'y rétablir d'une maladie grave de la poitrine qui lui est survenue pendant son service assidu à l'hospice, où il étoit généralement aimé et estimé par la manière obligeante et soigneuse dont il se comportoit envers tous. Il est vrai qu'il étoit patriote, citoyens Commissaires, je suis forcé de l'avouer, pour ne vous laisser aucune prise sur ma franchise que vous paroissez suspecter. Le citoyen *Amel* doit épouser, dit-on, mademoiselle Carron, et la preuve, dit-on encore, c'est que cet élève à l'avantage de conduire cette aimable citoyenne, du matin au soir, dans les rues de Paris, aux promenades publiques, au spectacle, etc. Je ne vois pas un grand mal dans ce dernier fait, que je puis moi-même certifier. Mais je préfère un élève moins muscadin et plus occupé de son métier que de ses plaisirs. Je blâme le peu de délicatesse du père Carron, qui recevoit aussi chez lui le citoyen Bouffier, à qui, disoit-on encore, il vouloit donner sa fille en mariage; je le blâme, et vous partagerez sans doute mes sentimens à son égard, d'écrire au citoyen Bouffier de manière à lui persuader qu'il prend le plus vif intérêt à sa personne; de s'excuser néanmoins des démarches qu'il a faites auprès de vous en faveur de ce *pauvre malheureux Amel, dont la triste situation lui avoit inspiré la plus tendre pitié*. Tandis qu'il est notoire, qu'il n'a cessé d'intriguer pour le supplanter. Voudriez-vous, citoyens Commissaires, rappeler de nos jours la manie de l'hérédité desplaces à l'ignorance et à l'intrigue, au préjudice du talent et de la vertu? Votre conduite envers l'élève *Allard*, que vous dégoûtez de son état et de sa place, en le faisant mourrir de faim, n'est-elle pas un funeste présage de la vérité que je viens d'avancer? Non, citoyens Commissaires, vous n'introduirez pas impunément, dans la partie qui vous est confiée, le système administratif de la monarchie. Vous ne doterez point Madeselle Carron, aux dépens des indigens, en donnant à son futur époux une place dont il ne s'est pas rendu digne par ses assiduités, par son talent, par son goût pour l'étude, et par les qualités morales nécessaires à ceux à qui seuls vous devez confier la vie et la santé des citoyens, que leurs malheurs réduisent à chercher un azyle dans les hospices.

« Nous vous invitons à ne jamais oublier » les dispositions de l'arrêté que nous venons de vous rappeler, à avoir plus d'égard pour le chef de la maison, et surtout à ne plus, à l'avenir, donner des » ordres semblables à ceux qui occasionnent aujourd'hui ces plaintes. »

Citoyens Commissaires, vous plaisantez sûrement, quand vous parlez d'égards pour ce que vous appelez le *chef de la maison*. En honneur je ne vous conçois pas. Qu'entendez vous par *chef de la maison*, parlant au médecin de l'hospice? D'abord, en principe républicain, il n'existe nulle part de chef unique à proprement parler. Mais en raisonnant d'après le système monarchi-administratif, que vous paroissez adopter, il est encore faux qu'un Économe soit le chef d'un hospice, par rapport aux officiers de santé. A moins que pour hâter le labourage, vous crussiez indispensable de placer la charrue devant les bœufs. Un économe n'est que le simple agent d'une administration, chargé, pour ce qui le concerne, d'exécuter tout ce qui est relatif à la santé des malades, d'après les ordonnances des officiers de santé. Ce seroit même une monstruosité que de prétendre que ces mêmes officiers de santé vous fussent subordonnés. Ils n'ont de maîtres que leurs lumières et leur conscience, et vous n'êtes pas juges compétens dans cette partie. Vous n'êtes vous-mêmes que les fermiers sans titre de bail, et révocables à volonté, du bien des pauvres, à qui vous êtes toujours suspects, parce que vos intérêts leur sont contraires. Vous ne pouvez donc pas déléguer aux Économes des pouvoirs que vous n'avez pas vous-mêmes; les médecins sont les défenseurs nés, les hommes de confiance des indigens, et par conséquent les surveillans naturels de leurs biens et de leurs droits. (1) Vous avez cependant une sorte de droit de plus, en votre qualité de régisseurs, ou

(1) Quand ils se conduisent en sens inverse de ce principe, c'est une preuve sûre qu'ils s'entendent avec les Administrateurs, pour piller le denier de la veuve et de l'orphelin.

d'hommes d'affaires, mais ce droit vous n'en jouissez que momentanément et au nom de la confiance publique. C'est celui de révoquer ou de nommer les officiers de santé. Mais vos connoissances particulières, votre attribution, ne vous permettent pas d'être autre chose que les organes de la confiance publique, sous la surveillance immédiate des autorités constituées dont vous dépendez, lesquelles doivent admettre ou rejetter vos décisions, selon que vous aurez respecté ou contrarié les principes. Ainsi toutes les fois que la confiance publique s'est prononcée en faveur d'un citoyen, qu'elle est établie sur les faits notoires d'une expérience consommée, il ne vous est plus permis de vous en occuper pour y porter atteinte ni directement ni indirectement.

Au reste, je n'entends point ici traiter à fond la question sur le véritable systême d'administration des hôpitaux civils, qui convient à la dignité de la République française ; j'en parlerai plus en détail dans le Mémoire que vos vexations et votre injustice me forcent de publier, et dont l'impression a été retardée par cette lettre et par le peu de tems que me laissent mes occupations journalières. J'espère prouver jusqu'à l'évidence que la méthode administrative pratiquée, est ruineuse pour le gouvernement, en doublant le nombre des indigens. Chacun alors appréciera que *le motif et l'intérêt si puissants qui vous portent* à armer les Économes de pouvoirs aussi despotiques, n'a d'autre objet que de soustraire vos agens immédiats à la surveillance dont ils ont un si grand besoin.

Revenons à présent aux égards auxquels vous prétendez que j'ai manqué envers le *chef de la maison.* Je vais, citoyens Commissaires, présenter, avec la franchise que vous exigez de moi, mon hommage à ce plénipotentiaire de vos ordres absolus bons ou mauvais. C'est bien le plus aimable, le plus joli petit tartuffe que jamais Molière ait peint. Il n'est pas un *millimêtre* de votre confiance qui ne lui coûte au moins une vexation. Sans talent, comme sans raison ni jugement, il veut tout asservir à ses petitesses qu'il nous disrribue en votre nom. Deux exemples sur mille, pris au hasard, suffiront je pense pour vous en donner une juste idée.

Une jeune fille transportée à l'hospice avec son père et sa mère, tous trois saisis de l'épidémie, fut guérie de la maladie, par un affection de la poitrine, qui se manifesta avec des symptômes d'autant plus allarmans qu'ils avoient parus et disparus plusieurs fois, et qu'elle étoit à la seconde époque de l'âge de la puberté ; elle reçut un matin la visite du loup-garou (1) de la maison, qui la réveille en sursaut, lui annonce qu'il alloit la faire transférer à l'*Hôtel-Dieu* pour avoir dit *merde* à l'une des infirmières. Je ne suis pas plutôt arrivé, que je vois apparoître le *chef*, qui m'invite à passer à son bureau, toute affaire cessante, pour un objet de *haute importance*. Dès que j'eus pris connoissance de l'affaire, je répondis qu'il m'étoit impossible de déférer à une demande qui pouvoit compromettre la vie d'une citoyenne, dont la convalescence m'avoit coûté trop de peines pour exposer ses poumons, encore affoiblis, au changement d'un air sain à un air infect ;

(1) Loups-garous, (certains hommes mélancoliques qui courent la nuit, et qui épouvantent.)

Dictionn. de Richelet.

mais

mais je profitai de cette nouvelle circonstance pour représenter amiablement et tête-à-tête, *au chef de la maison*, que de pareilles mesures, pour un misérable propos lâché par une jeune fille de quatorze ans, dans le moment de son éveil, lors même qu'elle étoit encore endormie, étoient faites pour le peindre sous les couleurs les plus noires, et que c'étoit ce mauvais esprit qui le rendoit odieux à tout le monde. Il me remercia de ce millième avis, et parut s'en pénétrer. Cela ne l'empêcha pas de tracasser tellement cette citoyenne, qu'elle fut obligée de sortir avant d'être complètement rétablie. J'avois néanmoins pris la précaution, pour ne pas blesser l'amour-propre de cet homme minutieux et faux, de donner une semonce à la jeune personne qui me témoigna ses regrets et sa sensibilité par des sanglots redoublés. Tant il est vrai que les plus légers reproches de la confiance et de l'amitié, sont plus puissants et d'un effet plus assuré que les rigueurs du despotisme et de l'orgueil humilié.

Deuxième exemple.

Par votre arrêté du 12 Germinal, vous

augmentez le régime des malades, qui en effet étoit trop exigu, sur-tout par rapport au vin. Le maximum de la ration que vous allouez est, pour les vingt-quatre heures, d'une chopine de vin, vingt onces de pain et dix onces de viande cuite et désossée. Les demies et quarts de portion sont en raison décroissantes du maximum. Rien de plus clair. Les modifications sont du ressort des officiers de santé qui se renferment entre le maximum et le minimum. Cela posé, aux vieillards qui mangent peu et boivent beaucoup, je prescris un quart de portion, pain et viande et la portion entière de vin, où la chopine pour les vingt-quatre heures; par cette conduite, je concilie l'intérêt des malades avec l'esprit de votre arrêté, et avec l'économie administrative. Je m'en explique longuement avec l'Econome afin qu'il ne put en prétendre cause d'ignorance, et après lui avoir bien traduits, bien commentés tous et chacun des articles de votre arrêté ; il dit le comprendre parfaitement et convient que j'ai raison. A peine suis-je sorti de l'hospice que le *chef de la maison* met à la diète tous mes vieillards. Il les réduit de son autorité suprême à un poisson de vin pour vingt-quatre heures. Inutilement ces malheureux réclament et disent que je leur ai ordonné la chopine ; non s'écrie le *chef de la maison, vous n'aurez qu'un poisson, parce que, par l'arrêté de l'Administration, pour avoir une chopine de vin, il faut avoir la portion de tout.* Toujours comme on voit cette girouette est aux véxations. Aucun autre vent ne peut l'en détourner. Il en résulte que je me suis vû forcé de donner la portion entière de pain et de viande, pour avoir le droit d'accorder une chopine de vin à ceux qui se suffisent avec le quart de pain et de viande. Cela n'a pas duré très-long-tems néanmoins. *Le chef de la maison* a fini par se ranger à mon avis. Qui ne voit pas que cette manière d'interpréter votre arrêté réglementaire, avoit pour but de procurer à l'Econome, le bénéfice journalier de la quantité de comestibles qui ne se consomme pas, mais qui se porte en dépense, au moyen de mon cahier sur lequel il prétendoit que je devois écrire portion entière à ceux qui n'en consomment que le quart.

Votre arrêté ne porte pas textuellement de quelle quantité d'alimens seront composés les trois-quarts de la portion. Mais pour qui est de bonne-foi, il est facile de comprendre que cette sous-division étoit inutile à exprimer. Je suis encore forcé de donner la portion à ceux qui, de leur propre aveu, ont assez des trois-quarts. Votre plénipotentiaire a trouvé que les mots *trois-quarts de portion*, n'étant pas mentionné dans votre arrêté, il ne pouvoit les introduire dans ses états, parce que cela les défigureroit, et que cela dérangeroit ses calculs. Un quart de subsistance de perdu (non pas pour tout le monde) n'est pas un objet assez considérable pour mériter ses soins économiques ; et dans ces derniers tems d'horreur et de famine, où les hospices encombrés, me forçoient de doubler la ration, alors beaucoup trop petite aux personnes, dont la principale cause de maladie étoit l'épuisement, et dont le véritable remède étoit une nourriture cordiale et restaurante ; *le chef de la maison* alloit à chaque instant se plaindre de mes prodigalités et de mes *distributions arbitraires de vin*, qui n'ont jamais excédé la chopine pour les vingt-quatre heures ; il est avare, M. *le chef*, quand il n'y à point à bénéficier ; il est libéral dans le cas contraire.

Je le demande à tout homme probe et instruit, étoit-il raisonnable dans le moment d'une affreuse épidémie, causée par une famine savamment amenée et qui tuoit d'abord deux hommes sur trois, qui tapissoit les rues de draps mortuaires, étoit-il raisonnable, dis-je, de donner pour nourriture, à ceux qui échappoient à la mort, un demi-septier de vin, trois quarterons de pain, et cinq onces de viande pour vingt-quatre heures? quand l'expérience me donnoit chaque jour les plus heureux résultats des potions cordiales queje faisois faire avec du vin, du miel, à défaut de sucre, et un peu de canelle; quand, par ce régime, que j'ai prescrit sur-le-champ, je n'ai plus perdu qu'un homme sur vingt, et peu après la proportion n'a plus été que de deux sur cent; quand *Huxam*, qui n'est pas suspect en matière d'épidémie, donnoit jusqu'à trois pintes par jour de *vin d'Opporto*, tant à ceux qui étoient frappés de pareilles épidémies, qu'à ceux qui en étoient menacés ou qui la craignoient, pouvois-je ordonner une pinte de vin par jour à chacun des trois infirmiers que le découragement avoit *saisis par la mort de l'un d'eux* (1) ? Tandis que l'économe me dénonçoit à l'Administration pour *des distributions arbitraires de vin*, d'un autre côté, et dans ce moment de crise affreuse, je reçois une lettre anonyme qui a été reconnue être l'œuvre du chirurgien *Carron*. On m'y traite de *scélérat qui donne du vin miélé aux malades pour se faire des amis, qui leur donne des médicamens comme si c'étoit pour des riches*. Ce chirurgien ne se contente pas de cette lettre, qui apparemment ne produisoit pas l'effet qu'il s'en étoit promis (2). Il prononce hautement et littéralement dans les salles de l'hospice, et pendant que je suis en fonctions, les injures qu'il m'avoit écrites. En particulier, il me dit qu'il ne cessera de me tourmenter que lorsque j'aurai consenti à partager avec lui les émolumens de ma

(1) L'ouverture de son cadavre à fait connoître qu'une invagination considérable d'un intestin grêle, avoit retenu les médicamens dans la partie supérieure des premières voies, d'où nous avons pensé que ce fâcheux accident n'avoit pas peu contribué à sa mort.

(2) La lettre anonyme, les pièces probantes de l'intrigue qui me poursuit, et qu'autorise la commission des hôpitaux, seront imprimés à la suite du Mémoire

place. Vous êtes instruits de ces faits, vous gardez le silence ! je suis obligé de mettre un terme aux avanies de *Carron*, par un jugement de police municipale, et de prévenir le ministre de l'Intérieur de vos intrigues, pour obtenir ma destitution.

Le chef de la maison, son épouse enceinte, sont l'un et l'autre gravement frappés de l'épidémie ; l'espoir de sa mort ranima tous les esprits ; le calme reparut dans tous les cœurs. On ne pouvoit contenir l'hilarité de la surveillante, qui avoit plusieurs fois insurgé les malades contre lui. Honnis de tout le monde, c'est à qui leur refuseroit ses services et ses secours. Je prends intérêt à leur sort, je les visite deux fois le jour, ils se rétablissent par mes soins ; par mes démarches, auprès de l'administration, ils obtiennent tout ce qui leur étoit nécessaire.

D'autres sujets de haîne et de dénonciation, poursuivirent *le chef de la maison* : on l'accusa d'avoir soustrait un quart de

---

dont j'ai parlé, qui paroîtra peu de jours après cette lettre, avec les certificats honorables que m'ont donné une foule de citoyens.

la viande de la marmite des malades, ce dont il ne s'est pas trop bien justifié, d'avoir fait manger du beurre altéré, au point de n'être plus propre qu'à faire des onguents, d'avoir donné du raisinet pourri, etc. J'allai au-devant de tout, je conciliai tout le monde, je prévins ce digne chef des suites de ses malversations. L'aimable lettre que votre éminence m'a fait l'honneur de m'écrire, sur des mensonges et sur des déclarations supposées avec une impudence cynique; voilà citoyens Commissaires, voilà tout le fruit de la gratitude de votre plénipotentiaire. Voilà l'homme à qui vous *prétendez que je dois des égards*.

Je me dispenserai dans ce moment de vous entretenir de ses tendresses bachiques et journalières. J'y reviendrai dans mon Mémoire à l'article des subsistances, et de l'exécrable régime, que l'ignorance et la cupidité prépare aux indigens, au mépris de mes ordonnances conciliatoires, des intérêts des malades, et de la situation actuelle des finances. Croyez, citoyens Commissaires, que je ne laisserai point à ma franchise, une lacune qui puisse vous forcer à récriminer encore contre moi.

En attendant, je vous attends les uns et les autres, au compte rendu du linge de la maison; je verrai jusqu'où va votre delicatesse, et votre talent en administration, à l'égard des personnes qui remplissent souvent leurs armoires, et qui font cacher sous les lits, le linge qu'elles dérobent aux inventaires de la maison, soit-disant pour remplacer celui qu'on suppose avoir été volé par des malades, pour se dispenser de toute responsabilité. La chronique scandaleuse assûre que ces personnes entrées à l'hospice toutes nues, il y a quinze mois ou environ, ont dans ce moment une garde-robe bien montée; malgré que les dépences considérables qu'elles font chaque jour en vin et en café, ne puisse se concevoir par la modicité de leurs appointemens, qu'on ne leur paye pas plus qu'aux autres.

Je puis vous assurer, citoyens Commissaires, que je travaille du matin au soir, sans avoir pu remplacer la moitié de ma bibliothèque que j'ai vendu pour vivre, dans le temps où l'on nous payoit en papier. Que sera-ce donc encore, quand je ne serai plus qu'un pauvre petit médecin *de la troisième classe*, à qui vous allez diminuer la moitié de ses appointemens, pour indemnité de ceux qui ne m'ont pas été payés, je vois bien qu'il faut que je renonce à monter ma garde-robe, à moins que vous ne vouliez me donner une place d'économe ou de surveillant, qui cache le linge pour ne pas le laisser inventorier.

Je pense avoir acquis le droit de vous inviter, à être à l'avenir plus circonspects quand vous écrivez à un citoyen qui remplit les devoirs de sa place avec le respect religieux, qu'il seroit à souhaiter qu'on vous vit exercer les vôtres; à vous entourer de gens assez instruits, pour ne pas vous entraîner dans de fausses démarches.

Salut et fraternité,

LEYMERIE.

Paris, le 18 Floréal, an Ve. de la République Française, une et indivisible.

Au citoyen Leymerie, Médecin de l'hospice du Sud.

« Nous avons été instruits, citoyen, des » plaintes que vous avez adressées au chef » de la pharmacie centrale sur la mauvaise

» qualité des médicamens qu'on délivre a
» l'hospice auquel *vous êtes attaché*. Nous
» vous observerons que vous auriez dû
» faire constater la qualité défectueuse de
» ces médicamens aussitôt leur entrée dans
» l'hospice, et nous adresser vos reclama-
» tions; les employés en chef dans les di-
» verses places ne doivent reconnoître que
» la Commission pour tous les ordres et
» les observations qui concernent leurs
» fonctions.

» Salut et fraternité.

Lecamus, Thouret, Soreau, Anson.

Voilà encore une lettre tout aussi légèrement écrite que la précédente, et qui prouve que vous êtes plus occupés de l'envahissement de grands pouvoirs, que de la chose en elle-même. Selon toutes les apparences vous ne voyez que des gens qui ont intérêt à vous induire en erreur.

Je n'avois aucune intention de donner à mes plaintes très-fondées l'authenticité que vous y mettez. C'étoit un pur avertissement entre camarades, ou l'on discutoit à qui mieux mieux rempliroit les devoirs de sa place. Il est vrai que ce n'est pas la première fois que j'ai occasion de me plaindre, tant du service de la pharmacie centrale que des médicamens qu'on y prépare.

Mais il entroit dans mes intentions de ne pas vouloir entraver la marche, déjà trop difficultueuse par les circonstances, d'un établissement nouveau, qui éprouvoit peut-être encore quelques froissemens de la part de l'intérêt particulier ou personnel. En conséquence, j'ai employé tout mon talent et tout mon crédit auprès des malades, pour vous aider à atteindre le but que vous vous en promettiez. J'ai tiré parti de tout ce qu'on m'a envoyé de défectueux, en lui faisant subir une nouvelle manutention, afin qu'il n'y eut rien de perdu, et que la santé des malades ne fut pas compromise.

On n'a pas répondu à mes soins ni à mes démarches fraternelles que j'ai plusieurs fois répétées, dans le dessein de tout concilier. Il m'a paru, d'après la manière dont on en agit de concert avec vous, citoyens Commissaires, qu'on auroit eu l'intention de me jetter le gand. Eh bien je le ramasse, et je vous déclare, avec ma franchise ordinaire, que la pharmacie centrale, de laquelle on a fait un aussi pompeux étalage, et qui coûte tant d'argent, n'est qu'un gachis central des médicamens des hospices de Paris.

Vous pensez que j'aurois *dû faire constater la qualité défectueuse des médicamens aussitôt leur entrée dans l'hospice.*

Je vous en demande bien pardon, mais il y a plus d'astuce que de vérité dans votre observation. On s'étonnera sans doute de ce style de procureur, sur-tout de la part du citoyen *Anson qui n'aime point à entendre plaider.*

J'ai examiné les médicamens aussitôt leur entrée dans l'hospice. Je les ai goûtés et fait goûter, en présence du citoyen *Leveille*, votre greffier, par celui des apothicaires du Val-de-grace, qui est le plus instruit. En général, on ne sert à l'hospice aucun médicament, aucune préparation, sans que je les aye bien examinés ou dégustés. Je les goûte encore souvent au lit des malades, pour m'assurer s'ils ont été administrés tels que je les ai ordonnés.

C'est vous, citoyens Administrateurs, qui avez manqué à votre devoir, pour n'avoir pas envoyé vérifier les medicamens aussitôt que mes plaintes vous ont été connues. Vous n'avez négligé de le faire, que pour vous ménager le droit d'accuser ma sincérité. Si vous aviez été de bonne-foi, vous m'eussiez fraternellement invité de passer au bureau, ou tout se fut terminé à l'amiable, moyennant une recommandation que vous eussiez faite à l'apothicaire de la pharmacie centrale, d'être plus exact et plus soigneux à l'avenir. Vous lui eussiez dit, entre autres choses, de ne pas laisser manquer le service, comme cela lui arrivoit dix ou douze jours par mois; de ne pas refuser des médicamens dans des tems urgens, sous le prétexte, par exemple, du décadi, sur-tout lorsqu'il a la feuille de besoin, visée par vous quatre à cinq jours auparavant.

Je ne veux pas, à votre imitation, m'exhaler en reproches, contre vous ou vos agens, sur des faits inexacts, et sur des déclarations supposées. Voici sur quoi je motive les plaintes que j'ai adressées au chef de la pharmacie centrale.

En général, je n'ai reçu que de mauvaises drogues. Le miel surtout est presque toujours altéré, ou fermenté et plein d'ordures : on est obligé d'en perdre une grande partie. Il supplée le sucre, quoiqu'avec une propriété bien différente. La pénurie du numéraire rend excusable ce premier reproche.

L'éther sulphurique, qu'on fabrique à la pharmacie et qu'on peut faire bon dans tous les tems, n'étoit que de la liqueur anodine remplie d'acide sulphureux. Lors même que c'eût été de l'éther, il étoit défectueux en ce qu'il n'étoit pas rectifié. Avec du bon éther je n'ai pas manqué une fièvre intermittente sans obstruction ; avec celui de la pharmacie centrale je n'ai pas réussi (1).

Il y a bénéfice pour le chef de la pharmacie, s'il passe en compte de la liqueur Anodine pour de l'Éther.

L'eau de Mélisse spiritueuse est coupée

---

(1) Ma mixture d'éther avec le laudanum, a le très-grand avantage, 1°. de réussir le plus souvent à une seule dose ; rarement on en prend deux sans être débarrassé de la fièvre. 2°. Ce remède est d'un très-petit volume, par conséquent très-facile à prendre ; il opère sur le champ, et ne fait jamais grace au frisson, quand il ne détruit pas la fièvre du premier coup.

d'un tiers d'eau environ; elle n'a pas à beaucoup près, la propriété de celle qu'on vend sous le nom d'eau des Carmes.

Il y a bénéfice pour l'apothicaire, s'il passe en compte de l'eau de Mélisse à 20 dégrés, pour celle de trente à trente-deux. etc.

Les pastilles d'ipécacuanha, sont mal faites, elles sont dégoûtantes, déliquescentes et préparées sans art. Elles ne produisent pas, à beaucoup près, l'effet de celles qu'on donnoit autrefois, et qui m'ont si bien réussi contre les coqueluches de l'année dernière. J'ai proposé d'en faire de demi-grain à un grain d'ipécacuanha, observant qu'outre qu'elles réussissoient mieux, il y avoit un économie de 75 livres de sucre par quintal, en employant celle d'un grain, et de 50 livres à l'égard de celle d'un demi-grain. On n'a pas voulu adopter ma proposition.

Le vin cordial, qu'on sait être fait pour remplacer les vins de Malaga, d'Alicante, etc. qui m'a rendu de si grands services dans la dernière épidémie, et dont la propriété consiste, à réchauffer, nourrir et restaurer, sans incendier l'estomac de ceux dont le sang est appauvri par la misère et les souffrances,

frances, n'est qu'une espèce de piquette au vin blanc, dans laquelle on a fait digérer une petite quantité de canelle, pour la forme. On ne doit pas fabriquer le vin cordial, tonique, stomachique avec du vin blanc, à moins qu'on ne le fasse cuire, comme cela se pratique en Bourgogne; sans cela il s'aigrit très-promptement. On doit le faire avec du vin rouge de Bourgogne, de la canelle, du safran, de l'écorce d'orange et du bon sucre blanc, dans des proportions telles qu'il puisse se conserver quelques-tems.

Ce vin ne coûte pas plus cher que celui qu'on m'a envoyé par dérision, sans doute, puisque sa médiocrité ne permettroit jamais que je me bornasse à n'en ordonner que deux ou trois onces dans les 24 heures, comme je le ferois, s'il étoit de bonne qualité.

Il y a bénéfice pour l'apothicaire, s'il porte en compte du vin cordial, composé avec du bon vin et d'autres ingrédiens, tandis qu'il donne du vin plat dans lequel il ne met presque rien.

Salut et fraternité,

LEYMERIE.

P. S. J'ai dit ailleurs que vous vous étiez prêtés à une intrigue du C. *Carron*, qui cherchoit à supplanter l'élève *Bouffier* en faveur de son futur gendre *Hamel*; que tandis que *Carron* machinoit cette intrigue auprès de vous, il assuroit *Bouffier* de ses sentimens affectueux et de son desir de voir sa santé rétablie pour qu'il revint occuper sa place ; qu'enfin vous aviez nommé provisoirement le C. *Hamel*, sans m'en avoir démandé avis, contre le bon ordre et la justice, puisque vous n'êtes pas compétens pour juger du talent d'un officier de santé.

Ce que j'ai annoncé comme une présomption, très-forte, il est vrai, se trouve justifié par votre lettre au C. *Bouffier*, en date du 12 floréal dernier, par laquelle vous lui annoncez qu'il est définitivement remplacé par le C. *Hamel*; tandis que dans une précédente lettre, que votre agent lui a écrite en votre nom, vous assurez au C. *Bouffier* que vous ne nommerez personne à sa place sans, qu'au préalable, il n'ait assuré par sa démission, qu'il n'est plus dans l'intention de la reprendre.

Il est vrai que par votre lettre du 12 floréal, vous annoncez avoir fait précéder cette dernière d'une autre, à laquelle il auroit dû répondre avant le 15 germinal, et que, faute d'y avoir satisfait, vous avez procédé à son remplacement.

Tout annonce que cette lettre d'avertissement a subi le sort des exploits des huissiers de l'ancien régime : on en a fait l'original ; mais on en a souflé la copie. Ce qui le prouve, c'est 1°. que vous avez nommé *Hamel* sans que personne de l'hospice en fut instruit. Le bon droit vouloit que j'en fusse averti comme fondé de pouvoir de *Bouffier*, élève que j'ai présenté.

2°. Dès qu'*Hamel* a été nommé, on a fait courrir le bruit qu'il ne l'étoit que provisoirement, on n'a point osé l'annoncer hautement.

3°. Il n'est pas présumable que *Bouffier*, qui s'est rendu à Paris aussitôt votre lettre de destitution, n'eut pas répondu à votre précédente, si on la lui eut envoyée.

Au reste, comme la lettre de votre agent, *le chef de la maison*, contient encore de votre ordre, une de ces impertinences qui vous sont si familières, que d'un autre côté elle donne la mesure du talent de votre agent, et de la justice de vos délibérations, je me plais à la transcrire tout au long, ce sera la seule réponse que j'y ferai.

Paris, le 7 Pluviose, an Ve. Répub.

VOTRE silence, CITOYEN, et les reclamations justes que fait le citoyen HAMEL, pour obtenir une indemnité en dédommagement des rations de pain et de viande qui nous ont été supprimées au premier Pluviôse, et dont ledit citoyen HAMEL les recevoit d'après une décision du citoyen Dernieau, pendant votre absence, faisant votre place par intérim depuis quatre mois et même plus; mont enfin déterminé, CITOYEN, ademander à la Commission des hospices civils de Paris, en qualité de son agent à l'hospice du Sud dont la direction m'est confié; quelle conduite je devois tenir dans cette affaire, tant envers ledit citoyen HAMEL qu'envers vous et pour conserver les intérêts de vous deux et mettre à même l'Administration de prendre une décision juste, je lui ai exposé d'un côté les reclamations du citoyen HAMEL, et de l'autre votre situation, en lui observant que l'ancienne Administration en vous accordant votre congé, elle avait bien voulu vous laisser jouir de vos appointements pendant le tems de votre maladie seulement, et qu'à cet effet vous aviez donné tous pouvoirs au citoyen Leymerie, médecin de l'hospice du Sud, de retirer chaque mois de mes mains le produit de vos appointements; 2°. La lettre que vous avez adréssé au citoyen Carron, chirurgien en chef de cet hospice à la date du 29 frimaire, laquelle lettre le citoyen Carron a eu l'honnêteté de me la confier

Ces pieces par moi remises à l'Administration qui les a examinées avec attention, et l'Administration cherchant toujours à concilier avec une précision juste les intérêts de ces employés en ne voulant lezer personne, a vu d'un côté qu'il étoit que trop naturel que le C. Hamel trouvasse les moyens d'existances sur le produit de la place dont il exerce les fonctions par intérim, et qu'il étoit aussy de toute justice de laisser jouir au titulaire de cette place la plus forte part de son produit pendant le tems de sa maladie; *mais l'administration considérant qu'avec le pouvoir que le citoyen Bouffier à laissez au citoyen Leymerie, que l'on prolongeasse le tems de maladie et par une mesure générale qu'elle a prise pour obvier aux abus qui pourroient en résulter*, a pris l'arrêté suivant: 1°. qu'il seroit prélevé chaque jour, en faveur du citoyen Hamel, pour l'indemniser des rations supprimées, de sur vos appointemens, une somme de..... équivalent le prix d'une livre de pain blanc et d'une demie livre de viande. 2°. Que vos appointemens cesseroient d'être payé chaque mois au citoyen Leymerie, jusqu'à ce que vous ayez justifié à l'Administration de l'état maladie et de convalescence dans lequel vous êtes, par un Certificat d'un Officier de santé de votre endroit, et légaliser par les autorités constituées de votre pays. 3°. Qu'il ne seroit nommé personne à votre place, sans au préalable être bien assurée par une démission de votre part que vous n'êtes plus dans les dispositions de reprendre les fonctions de votre place.

Cette dernière disposition de l'Administration doit vous faire voir, citoyen, qu'elle n'a pas été encore sur le point de vous faire remplacer comme vous le dite au sixième paragraphe de votre lettre au citoyen Caron, et c'est une fausseté des plus amères qui vous a été portée car je ne connois personne qui soit assez sot pour chercher à vous frustrer de cette place et bannissez loin de vous toutes inquiétudes a cet égard, occupez vous seulement a rétablir promptement votre santé, afin de venir le plutôt possible reprendre vos fonctions. Le citoyen Caron et moi attendons votre prompt retour et vous fait ses complimens.

Salut et fraternité,

POINCET.

Nota. Je vous observe de m'adresser votre réponse, si vous en faites, parce qu'il m'appartient de la transmettre à l'administration, si le cas y est.

www.ingramcontent.com/pod-product-compliance
Ingram Content Group UK Ltd.
Pitfield, Milton Keynes, MK11 3LW, UK
UKHW021021200726
13857UKWH00004B/1516